胃癌防治基础数据集

Basic Data Sets of Gastric Cancer Prevention and Treatment

组织编写	中国抗癌协会胃癌专业委员会
	浙江省肿瘤医院
技术支持	杭州深睿博联科技有限公司

人民卫生出版社

·北 京·

图书在版编目（CIP）数据

胃癌防治基础数据集 / 中国抗癌协会胃癌专业委员会，浙江省肿瘤医院组织编写 . -- 北京：人民卫生出版社，2024.7. --ISBN 978-7-117-36562-8

Ⅰ. R735.2

中国国家版本馆 CIP 数据核字第 2024QH2715 号

人卫智网　www.ipmph.com　医学教育、学术、考试、健康，购书智慧智能综合服务平台

人卫官网　www.pmph.com　人卫官方资讯发布平台

胃癌防治基础数据集
Wei'ai Fangzhi Jichu Shujuji

组织编写：中国抗癌协会胃癌专业委员会
　　　　　浙江省肿瘤医院

出版发行：人民卫生出版社（中继线 010-59780011）

地　　址：北京市朝阳区潘家园南里 19 号

邮　　编：100021

E - mail：pmph @ pmph.com

购书热线：010-59787592　010-59787584　010-65264830

印　　刷：中煤（北京）印务有限公司

经　　销：新华书店

开　　本：787 × 1092　1/32　印张：3

字　　数：65 千字

版　　次：2024 年 7 月第 1 版

印　　次：2024 年 9 月第 1 次印刷

标准书号：ISBN 978-7-117-36562-8

定　　价：39.00 元

打击盗版举报电话：010-59787491　E-mail：WQ @ pmph.com

质量问题联系电话：010-59787234　E-mail：zhiliang @ pmph.com

数字融合服务电话：4001118166　E-mail：zengzhi @ pmph.com

随着信息技术的飞速发展，各行各业已步入全面信息化时代，近年来"真实世界研究""大数据""人工智能"等热词频现于医疗领域，大数据在疾病诊断、治疗方案选择及疗效预测等领域均发挥着其特殊的作用。

近年来，多学科诊疗模式已逐渐成为恶性肿瘤领域推崇的领先治疗模式，多中心合作的临床研究亦是临床实践高级别循证学证据的主要来源，然而不同学科或不同中心之间，由于数据记录习惯及规范的差异，导致巨大的信息壁垒，严重限制了大数据分析及人工智能医疗研发工作的开展。就胃癌而言，高发病率、局部进展期人群比例大、生存率低是我国胃癌基本国情，提高早诊率是改善现状的首要工作，外科手术辅以围手术期多学科综合治疗的模式已成为首选方案，多中心联合开展前瞻性研究探索高效或新型治疗手段是必然的发展方向，因此规范胃癌防筛、诊断及治疗期间的信息产出，"防"为主，"治"为辅，结合大数据及人工智能技术，将显著简化防治及研究过程中处理信息异质性的工作程序，同时有助于规范各级医疗机构及医务人员的医疗行为，提高医疗效率。

《胃癌防治基础数据集》为临床医生与信息学专家基于临床实践及信息记录专业化角度进行构建，通过人工智能抓取临床实践中的常见描述及词条，并结合指南规范进行记录，拟用于各级各类医疗卫生机构医务人员在执业场所内、外对胃癌相关筛查、诊疗及随访数据的采集、存储、互通共享，且可便于人工智能数据抓取并构建临床信息库，以及服务医疗质控、临床科研为目的的信息系统开发。本数据集主要包含 14 个数据元子集、334 个数据元，以防筛为数据记录重点，内容全面涵盖患者基本信息、就诊概况及所有医学检验检查和医疗行为。

　　本数据集内容难免错漏，我们会在将来根据应用情况及临床实践反馈，对发现的问题进行修订、增补及精简，并根据最新防治进展对内容进行更新，使数据集逐步完善。同时，也欢迎各位读者对本数据集提出宝贵的意见，共同为胃癌防筛及诊疗工作努力，共迎大数据人工智能医疗时代！

程向东

2024 年 3 月

CONTENTS **目　录**

CHAPTER 1　第一章

数据集
基本信息

第一节　适用范围

本数据集规定了防筛和临床诊疗场景下胃癌基础数据集的元数据范围、元数据属性和数据元属性。

本数据集适用于指导全国各级各类医疗卫生机构医务人员在执业场所内、外对胃癌相关筛查、诊疗及随访数据的采集、存储、互通共享，以及服务医疗质控、临床科研为目的的信息系统开发。

第二节　规范性引用文件

下列文件对于本文件的应用是必不可少的，凡是注明日期的引用文件，仅注明日期的版本适用于本文件。凡是不注明日期的引用文件，其最新版本（包含所有修改单）适用于本文件。

WS 363　　　　　卫生健康信息数据元目录
WS 364　　　　　卫生健康信息数据元值域代码
WS 370　　　　　卫生健康信息基本数据集编制标准
WS 372　　　　　疾病管理基本数据集

WS 375	疾病控制基本数据集
WS 445	电子病历基本数据集
WS 538	医学数字影像通信基本数据集
GB/T 2261	个人基本信息分类与代码
GB/T 3304	中国各民族名称的罗马字母拼写法和代码
GB/T 4658	学历代码
GB/T 4761	家庭关系代码
T/CMDA 003	肝胆疾病标准数据规范：肝癌科研病历标准数据集
T/CHIA 2	健康体检基本项目数据集
T/CHIA 7	高血压专科电子病历数据集
T/GDPHA 026	慢性阻塞性肺疾病临床研究通用标准数据集
ICD-10	国际疾病分类第 10 版（International Classification of Diseases, Tenth Revision）
ICD-O-3	国际肿瘤学疾病编码第 3 版（International Classification of Disease for Oncology, Third Revision）
ICD-9-CM	国际疾病分类第 9 版（International Classification of Diseases, Ninth Revision, Clinical Modification）

第三节　术语和定义

WS 363 —2023、WS 364 —2023、WS 370 —2022、WS 372 —2012、WS 375 —2012、WS 445—2014、WS 538—2017、GB/T 2261—2003、GB/T 3304—1991、GB/T 4658—2006、GB/T 4761 —2008、T/CHIA 2 —2018、T/CHIA 7 —2018、T/CMDA 003 —2020、T/GDPHA 026—2021、ICD-10、ICD-O-3 和 ICD-9-CM 中界定的术语和定义适用于本文件。

数据元值的数据类型：S 代表字符型；L 代表逻辑型；N 代表数值型；D 代表日期型；DT 代表日期时间型；T 代表时间型。

第四节　数据集元数据属性

依据 WS 370—2022，数据集元数据属性见表 1–1。

表 1-1　数据集元数据属性

元数据子集	元数据项	元数据值
标识信息子集	数据集名称	胃癌防治标准数据集
	数据集标识符版本	HDSD00.01_V1.0
	数据集发布方——单位名称	浙江省肿瘤医院
	关键词	胃癌，防治，数据集
	数据集语种	中文
	数据集分类——类目名称	卫生综合
内容信息子集	数据集摘要	胃癌患者在筛查和医疗机构就诊所产生的信息集合
	数据集特征数据元	人口学信息、胃癌防筛信息、就诊概况信息、胃镜检查信息、腹部 CT 检查信息、手术记录信息、麻醉记录信息、病理记录信息、术后恢复记录信息、检验记录信息、抗肿瘤用药记录信息、手术相关并发症记录信息、放疗记录信息、随访信息

CHAPTER 2　第二章

数据元属性

第一节 数据元公用属性

数据元公用属性描述见表 2-1。

表 2-1 数据元公用属性

属性种类	数据元属性名称	属性值
标识类	版本	V1.0
	注册机构	浙江省肿瘤医院
	相关环境	卫生信息、电子病历、胃癌数据集
关系类	分类模型	分类法
管理类	主管机构	中国抗癌协会胃癌专业委员会
	注册状态	标准状态
	提交机构	浙江省肿瘤医院

第二节 数据元专用属性

一、人口学信息子集

人口学信息子集的数据元专用属性描述见表 2-2。

表 2-2 人口学信息子集的数据元专用属性

内部标识符	数据元标识符	数据元名称	定义	数据元值的数据类型	数据元允许值
HDSD00.01.01	DE01.01.014.00	对象标识	按照某一特定编码规则赋予就诊或筛查对象的顺序号（门诊号、住院号、特定序号等）	S	—
HDSD00.01.02	DE02.01.039.00	姓名	在公安户籍管理部门正式登记注册的姓氏和名称	S	—
HDSD00.01.03	DE02.01.040.00	性别	省立性别在特定编码体系中的代码	S	GB/T 2261.1—2003
HDSD00.01.04	DE02.01.025.00	民族	所属民族在特定编码体系中的代码	S	GB/T 3304—1991
HDSD00.01.05	DE02.01.041.00	文化程度	受教育最高程度的类别代码	S	GB/T 4658—2006

内部标识符	数据元标识符	数据元名称	定义	数据元值的数据类型	数据元允许值
HDSD00.01.06	DE02.01.005.01	出生日期	出生当日的公元纪年日期和时间的完整描述	D	YYYY-MM-DD
HDSD00.01.07	DE02.01.030.00	身份证件号码	身份证件上的唯一法定标识符	S	—
HDSD00.01.08	DE02.01.009.01	地址－省（自治区、直辖市）	本人或联系人地址中的省、自治区或直辖市名称	S	—
HDSD00.01.09	DE02.01.009.02	地址－市（地区、州）	本人或联系人地址中的市、地区或州名称	S	—
HDSD00.01.10	DE02.01.009.03	地址－县（区）	本人或联系人地址中的县（区）名称	S	—
HDSD00.01.11	DE02.01.009.04	地址－乡（镇、街道办事处）	本人或联系人地址中的乡、镇或城市的街道办事处名称	S	—
HDSD00.01.12	DE02.01.009.05	地址－村（街、路、里、弄等）	本人或联系人地址中的村或城市的街、路、里、弄等名称	S	—
HDSD00.01.13	DE02.01.009.06	地址－门牌号码	本人或联系人地址中的门牌号码	S	—
HDSD00.01.14	DE02.01.010.00	本人电话号码	本人联系电话的号码，包括国际、国内区号和分机号	S	—
HDSD00.01.15	DE02.01.010.00	家人电话号码	家人联系电话的号码，包括国际、国内区号和分机号	S	—

二、胃癌防筛信息子集

胃癌防筛信息子集的数据元专用属性描述见表 2-3。

表 2-3　胃癌防筛信息子集的数据元专用属性

内部标识符	数据元标识符	数据元名称	定义	数据元值的数据类型	数据元允许值
HDSD00.02.01	DE09.00.060.01	生活习惯史及防筛信息采集日期	卫生事件发生时的公元纪年日期的完整描述	D	—
HDSD00.02.02	DE04.10.167.00	身高	身高的测量值，计量单位为 cm	N	—
HDSD00.02.03	DE04.10.188.00	体重	体重的测量值，计量单位为 kg	N	—
HDSD00.02.04	—	体重指数（body mass index，BMI）	体重 / 身高 ^{2}	N	—
HDSD00.02.05	DE04.10.218.00	腰围	腰围的测量值，计量单位为 cm	N	—
HDSD00.02.06	DE03.00.071.00	吸烟状态代码	吸烟状态的代码	S	WS 364.5—2023 CV03.00.101 吸烟状态代码表

内部标识符	数据元标识符	数据元名称	定义	数据元值的数据类型	数据元允许值
HDSD00.02.07	DE03.00.034.00	开始吸烟年龄	开始吸烟时的周岁年龄，计量单位为岁	N	—
HDSD00.02.08	DE03.00.069.00	吸食烟草种类代码	吸食烟草种类的代码	S	WS 364.5—2023 CV03.00.103 吸食烟草种类代码表
HDSD00.02.09	DE03.00.053.00	日吸烟量	吸烟期间平均每天的吸烟量，计量单位为支	N	—
HDSD00.02.10	DE03.00.065.00	停止吸烟时长	停止吸烟的时间长度，计量单位为天	N	—
HDSD00.02.11	DE03.00.075.00	饮酒标志	标识是否饮酒	L	—
HDSD00.02.12	DE03.00.076.00	饮酒频率代码	饮酒频率的代码	S	WS 364.5—2023 CV03.00.104 饮酒频率代码表
HDSD00.02.13	DE03.00.078.00	饮酒种类代码	饮酒种类的代码	S	WS 364.5—2023 CV03.00.105 饮酒种类代码表
HDSD00.02.14	DE03.00.054.00	日饮酒量	平均每天的饮酒量相当于白酒量的体积，计量单位为 ml	N	—

内部标识符	数据元标识符	数据元名称	定义	数据元值的数据类型	数据元允许值
HDSD00.02.15	DE03.00.037.00	开始饮酒年龄	第一次饮酒时的周岁年龄，计量单位为岁	N	—
HDSD00.02.16	DE03.00.030.00	戒酒标志	标识是否已戒酒	L	—
HDSD00.02.17	DE03.00.124.00	喜热烫饮食和茶标志	标识是否喜爱热烫饮食和饮茶	L	—
HDSD00.02.18	DE03.00.122.00	腌制食品	每周摄入频率	S	每天；每周 4~6 天；每周 2~3 天；每周 1 天及以下
HDSD00.02.19	DE03.00.122.00	新鲜蔬菜	每周摄入频率	S	每天；每周 4~6 天；每周 2~3 天；每周 1 天及以下
HDSD00.02.20	DE03.00.122.00	新鲜水果	每周摄入频率	S	每天；每周 4~6 天；每周 2~3 天；每周 1 天及以下
HDSD00.02.21	—	消化道相关疾病史采集日期	卫生事件发生时的公元纪年日期的完整描述	D	—
HDSD00.02.22	—	消化道症状标志	标识是否有消化道症状	L	—

内部标识符	数据元标识符	数据元名称	定义	数据元值的数据类型	数据元允许值
HDSD00.02.23	—	消化道症状名称	对存在的主要消化道及相关全身症状的描述	S	腹胀；食欲缺乏；进食哽噎/吞咽困难；恶心；呕吐；呕血；上腹痛；下腹痛；空腹痛；进食痛；嗳气；反酸、烧心；头晕、乏力；腹部凸起；体重降低；黑便；腹泻；其他
HDSD00.02.24	—	上消化道疾病标志	标识是否有上消化道病	L	—
HDSD00.02.25	—	上消化道疾病名称	对存在的上消化道疾病的描述	S	浅表性胃炎；萎缩性胃炎；息肉；溃疡；巨大胃黏膜皱襞症；食管炎；其他
HDSD00.02.26	HDSB06.02.329	幽门螺杆菌感染标志	标识是否感染幽门螺杆菌	L	—

内部标识符	数据元标识符	数据元名称	定义	数据元值的数据类型	数据元允许值
HDSD00.02.27	—	幽门螺杆菌检测方法	幽门螺杆菌的检测方法代码	S	血清幽门螺杆菌抗体检测；尿素呼气试验
HDSD00.02.28	—	肿瘤标志物既往检测标志	标识是否既往检测过肿瘤标志物	L	—
HDSD00.02.29	—	糖类抗原 724	记录糖类抗原 724 的检测值，计量单位为 U/ml	N	—
HDSD00.02.30	DE04.50.011.00	癌胚抗原	记录癌胚抗原的检测值，计量单位为 μg/L	N	—
HDSD00.02.31	DE51.03.049.00	糖类抗原 19–9	记录糖类抗原 19-9 的检测值，计量单位为 U/ml	N	—
HDSD00.02.32	—	糖类抗原 125	记录糖类抗原 125 的检测值，计量单位为 U/ml	N	—
HDSD00.02.33	—	糖类抗原 242	记录糖类抗原 242 的检测值，计量单位为 IU/ml	N	—
HDSD00.02.34	DE26.01.001.596	其他消化道肿瘤标志物	记录其他消化道肿瘤标志物的检测值	S	—
HDSD00.02.35	—	肿瘤标志物异常值标志	标识是否既往存在肿瘤标志物异常	L	—

内部标识符	数据元标识符	数据元名称	定义	数据元值的数据类型	数据元允许值
HDSD00.02.36	—	异常肿瘤标志物	记录异常肿瘤标志物名称的检测值	S	—
HDSD00.02.37	—	血清蛋白酶原检测标志	标识是否既往检测过血清蛋白酶原	L	—
HDSD00.02.38	—	血清蛋白酶原	记录血清蛋白酶原的检测值	N	—
HDSD00.02.39	—	血清胃泌素 –17检测标志	标识是否既往检测过血清胃泌素 –17	L	—
HDSD00.02.40	—	血清胃泌素 –17	记录血清胃泌素 –17 的检测值，计量单位为 g/mol	N	—
HDSD00.02.41	—	胃镜检查标志（筛查）	标识是否既往接受过胃镜检查	L	—
HDSD00.02.42	—	首次胃镜检查日期（筛查）	卫生事件发生时的公元纪年日期的完整描述	D	—
HDSD00.02.43	—	胃镜检查病变标志（筛查）	标识胃镜检查下是否存在病变部位	L	—
HDSD00.02.44	—	病变数量（筛查）	记录胃镜检查下病变部位数量	N	—
HDSD00.02.45	—	病变大小 – 长径（筛查）	记录胃镜检查下病变部位的长径，计量单位为 cm	N	—

内部标识符	数据元标识符	数据元名称	定义	数据元值的数据类型	数据元允许值
HDSD00.02.46	—	病变大小 – 短径（筛查）	记录胃镜检查下病变部位的短径，计量单位为 cm	N	—
HDSD00.02.47	HDSB00.02.328	病变空间部位（筛查）	标识胃镜检查中的病变部位（空间方位描述）	S	组合标识：①纵轴：U 表示上部，M 表示中部，L 表示下部，E 表示食管，D 表示十二指肠；②横轴：Ant 表示前壁，Post 表示后壁，Less 表示小弯，Gre 表示大弯，Circ 表示环周
HDSD00.02.48	—	病变解剖学部位（筛查）	标识胃镜检查中的病变部位（解剖学描述）	S	贲门；胃底；胃体；胃窦；幽门；大弯；小弯；累及多部位；未知
HDSD00.02.49	—	病变部位大体分类（筛查）	标识胃镜检查中病变的大体分类	S	正常；肿块；息肉；溃疡；充血；花斑；瘀点；黏液；水肿；颗粒；结节；糜烂；出血；其他

续表

内部标识符	数据元标识符	数据元名称	定义	数据元值的数据类型	数据元允许值
HDSD00.02.50	—	病变部位活检标志（筛查）	标识个体胃镜检查下是否对病变部位进行活检病理检查	L	—
HDSD00.02.51	—	胃镜病理类型（筛查）	标识胃镜检查中病变的病理分类	S	无有效病理诊断；正常胃组织；难以判断是否为肿瘤性病变；腺瘤；肿瘤病变，恶性未确诊；恶性肿瘤（参考第 15 版日本《胃癌处理规约》）
HDSD00.02.52	—	恶性肿瘤相关病史采集日期	卫生事件发生时的公元纪年日期的完整描述	D	—
HDSD00.02.53	—	恶性肿瘤个人史标识	识别是否有恶性肿瘤病史	L	—
HDSD00.02.54	—	恶性肿瘤个人史名称	对既往确诊的恶性肿瘤进行描述	S	鼻咽癌；甲状腺癌；肺癌；乳腺癌；胃癌；食管癌；肝癌；胆管癌；胰腺癌；结直肠癌；肾癌；膀胱癌；宫颈癌；卵巢癌；前列腺癌；皮肤癌；黑色素瘤；白血病；其他

内部标识符	数据元标识符	数据元名称	定义	数据元值的数据类型	数据元允许值
HDSD00.02.55	—	恶性肿瘤个人史诊治标志	标识既往确诊的恶性肿瘤是否进行治疗	L	—
HDSD00.02.56	—	恶性肿瘤个人史诊治结果	既往确诊的恶性肿瘤诊治结果进行描述	S	未处理；治疗中；治愈；未知
HDSD00.02.57	DE02.10.087.00	恶性肿瘤家族史标志	识别是否有恶性肿瘤家族史	L	—
HDSD00.02.58	DE02.01.017.00	亲属关系	恶性肿瘤家族史中患病家属的描述	S	GB/T 4761—2008
HDSD00.02.59	DE02.10.088.00	家属所患恶性肿瘤名称	恶性肿瘤家族史具体肿瘤名称的描述	S	鼻咽癌；甲状腺癌；肺癌；乳腺癌；胃癌；食管癌；肝癌；胆管癌；胰腺癌；结直肠癌；肾癌；膀胱癌；宫颈癌；卵巢癌；前列腺癌；皮肤癌；黑色素瘤；白血病；其他

三、就诊概况信息子集

就诊概况信息子集的数据元专用属性描述见表 2-4。

表 2-4 就诊概况信息子集的数据元专用属性

内部标识符	数据元标识符	数据元名称	定义	数据元值的数据类型	数据元允许值
HDSD00.03.01	DE06.00.092.00	入院日期时间	实际办理入院手续时的公元纪年日期和时间的完整描述	D	—
HDSD00.03.02	DE06.00.017.00	出院日期时间	实际办理出院手续时的公元纪年日期和时间的完整描述	D	—
HDSD00.03.03	DE05.01.025.00	诊断名称	实际办理出院手续时的诊断名称的完整描述	S	ICD–10
HDSD00.03.04	DE05.01.024.00	诊断编码	出院诊断在西医诊断特定编码体系中的编码	S	ICD–10
HDSD00.03.05	DE05.10.037.01	体力活动状态（performance status，PS）评价日期	利用相关方法对肿瘤患者体力状况进行评价的日期	D	—

内部标识符	数据元标识符	数据元名称	定义	数据元值的数据类型	数据元允许值
HDSD00.03.06	DE05.10.037.02	PS 评分方法	肿瘤患者体力状况进行评估的方法	S	ECOG/ZPS；SWOG；KPS
HDSD00.03.07	DE05.10.037.03	PS 评分结果	利用相关方法对肿瘤患者体力状况进行评估的结果	N	详见附表 1、附表 2、附表 3
HDSD00.03.08	—	营养评分日期	利用 NRS–2002 评分表对患者进行评价的日期	D	—
HDSD00.03.09	—	营养评分结果	利用 NRS–2002 评分表对患者进行营养评分的结果	N	详见附表 4
HDSD00.03.10	—	静脉血栓栓塞症（venous thromboembolism，VTE）风险评估日期	利用相关方法对肿瘤患者静脉血栓栓塞症发生风险进行评估的日期	D	—
HDSD00.03.11	—	VTE 风险评估方法	对肿瘤患者静脉血栓栓塞症发生风险进行评估的方法	N	Padua；Caprini；Khorana
HDSD00.03.12	—	VTE 风险评估结果	利用相关方法对静脉血栓栓塞症发生风险进行评估的结果	N	详见附表 5、附表 6、附表 7
HDSD00.03.13	DE09.00.104.05	心功能分级 NYHA 评分	利用纽约心脏病协会（NYHA）提出的 NYHA 心功能分级进行心功能评价的分值	S	详见附表 8

内部标识符	数据元标识符	数据元名称	定义	数据元值的数据类型	数据元允许值
HDSD00.03.14	DE05.10.129.00	麻醉分级 ASA 评分	根据美国麻醉医师协会（ASA）制定的分级标准，对患者体质状况和对手术危险性进行评估分级的结果在特定编码体系中的代码	S	详见附表9
HDSD00.03.15	DE09.00.060.01	既往非恶性肿瘤疾病史采集日期	卫生事件发生时的公元纪年日期和时间的完整描述	D	—
HDSD00.03.16	DE02.10.026.00	非恶性肿瘤疾病史名称	对患者既往健康状况和疾病的名称	S	ICD−10
HDSD00.03.17	—	非恶性肿瘤疾病史诊治标志	标识对患者既往确诊的非恶性肿瘤疾病是否进行治疗	L	—
HDSD00.03.18	—	非恶性肿瘤疾病史诊治结果	对患者既往确诊的恶性肿瘤诊治结果进行描述	N	未处理；根治；长期治疗中；未知
HDSD00.03.19	DE02.10.023.00	过敏史标志	标识患者有无过敏经历	L	

内部标识符	数据元标识符	数据元名称	定义	数据元值的数据类型	数据元允许值
HDSD00.03.20	DE02.10.022.00	过敏物质名称	患者过敏物质的描述	S	青霉素类药物；头孢类药物；磺胺类药物；喹诺酮类药物；酒精；氨基糖苷类药物；含碘类药物；大环内酯类药物；咪唑类药物；化疗药物；非甾体抗炎药；中药；其他
HDSD00.03.21	—	胃癌确诊标志	标识是否确诊胃癌	L	—
HDSD00.03.22	—	胃癌确诊日期	确诊胃癌的公元纪年日期的完整描述	D	—
HDSD00.03.23	—	胃镜病理确诊标志	标识是否进行胃镜病理确诊	L	—
HDSD00.03.24	DE04.30.068.00	影像学检查模态	标识患者进行检查的影像设备的类别代码	S	CT；PET-CT；MRI；其他
HDSD00.03.25	DE02.01.006.01	影像学检查日期	患者接受某项检查的公元纪年日期描述	D	—
HDSD00.03.26	—	肿瘤临床分期评估标志	标识是否进行肿瘤临床分期评估	L	—

内部标识符	数据元标识符	数据元名称	定义	数据元值的数据类型	数据元允许值
HDSD00.03.27	DE05.01.066.00	肿瘤临床分期方法	目前应用的对胃癌临床分期进行评估的方法	S	第 8 版 AJCC-TNM 分期；第 7 版 AJCC-TNM 分期；第 6 版 AJCC-TNM 分期；其他
HDSD00.03.28	DE09.00.060.02	肿瘤临床分期日期	分期确定的日期	D	—
HDSD00.03.29	DE05.01.067.00	肿瘤临床分期	肿瘤临床分期 cTNM 分期	S	参考第 8 版 AJCC-TNM 分期，详见附表 10
HDSD00.03.30	DE51.05.019.00	远处转移标志	标识患者是否存在远处转移	L	—
HDSD00.03.31	DE51.05.020.00	远处转移部位	标识远处转移的部位	S	肝；卵巢；骨；肺；腹主动脉周边；左侧锁骨上淋巴结；腹膜；脾；肾上腺；其他

四、胃镜检查信息子集

胃镜检查信息子集的数据元专用属性描述见表 2–5。

表 2–5　胃镜检查信息子集的数据元专用属性

内部标识符	数据元标识符	数据元名称	定义	数据元值的数据类型	数据元允许值
HDSD00.04.01	DE09.00.060.01	胃镜检查时间（诊断）	卫生事件发生时的公元纪年日期和时间的完整描述	D	—
HDSD00.04.02	—	病变数量（诊断）	记录胃镜检查中胃内异常病灶数量	N	—
HDSD00.04.03	—	病变大小 – 长径（诊断）	记录胃镜检查中胃内病灶的长径，计量单位为 cm	N	—
HDSD00.04.04	—	病变大小 – 短径（诊断）	记录胃镜检查中胃内病灶的短径，计量单位为 cm	N	—

内部标识符	数据元标识符	数据元名称	定义	数据元值的数据类型	数据元允许值
HDSD00.04.05	HDSB00.02.328	病变空间部位（诊断）	标识胃镜检查中的病变部位（空间方位描述）	S	组合标识：①纵轴：U 表示上部，M 表示中部，L 表示下部，E 表示食管，D 表示十二指肠；②横轴：Ant 表示前壁，Post 表示后壁，Less 表示小弯，Gre 表示大弯，Circ 表示环周
HDSD00.04.06	—	病变解剖学部位（诊断）	标识胃镜检查中的病变部位（解剖学描述）	N	贲门；胃底；胃体；胃窦；幽门；大弯；小弯；累及多部位；未知
HDSD00.04.07	—	病变部位距门齿距离（诊断）	描述胃镜检查中病变部位距离门齿的距离，计量单位为 cm	N	—
HDSD00.04.08	—	累及食管标志	标识病变部位是否累及食管	L	—
HDSD00.04.09	—	累及齿状线标志	标识病变部位是否累及齿状线	L	—
HDSD00.04.10	—	肿瘤中心与齿状线的相对方位	描述肿瘤中心与齿状线的相对方位	S	上方；下方；位于齿状线；不明确

内部标识符	数据元标识符	数据元名称	定义	数据元值的数据类型	数据元允许值
HDSD00.04.11	—	肿瘤中心与齿状线的距离	描述肿瘤中心与齿状线的相对距离，计量单位为 cm	N	—
HDSD00.04.12	—	Siewert 分型	根据胃食管结合部肿瘤相对齿状线的距离进行分类的分型方法	S	Siewert Ⅰ型；Siewert Ⅱ型；Siewert Ⅲ型
HDSD00.04.13	HDSB00.02.328	病变部位大体分类（诊断）	标识胃镜检查中肉眼对病变的分类	S	正常；肿块；息肉；溃疡；充血；花斑；瘀点；黏液；水肿；颗粒；结节；糜烂；出血；其他
HDSD00.04.14	—	早期大体分型	标识胃镜检查中早期胃癌的大体分型	S	Ⅰ型（息肉型）；Ⅱa型（浅表隆起型）；Ⅱb型（浅表平坦型）；Ⅱc型（浅表凹陷型）；Ⅲ型（溃疡型）
HDSD00.04.15	—	进展期大体分型	标识胃镜检查中进展期胃癌的大体分型（Borrmann 分型）	S	Ⅰ型（息肉型）；Ⅱ型（溃疡局限型）；Ⅲ型（溃疡浸润型）；Ⅳ型（弥漫浸润型）

内部标识符	数据元标识符	数据元名称	定义	数据元值的数据类型	数据元允许值
HDSD00.04.16	—	病理类型	描述胃镜活检病变组织后的病理检查结果	S	参考第 15 版日本《胃癌处理规约》
HDSD00.04.17	—	超声胃镜检查时间	卫生事件发生时的公元纪年日期和时间的完整描述	D	—
HDSD00.04.18	—	超声胃镜下病变数量	记录胃镜检查中胃内异常病灶数量	S	—
HDSD00.04.19	HDSB00.02.328	超声胃镜下病变空间部位	标识超声胃镜检查中的病变部位（空间方位描述）	S	组合标识：①纵轴：U 表示上部，M 表示中部，L 表示下部，E 表示食管，D 表示十二指肠；②横轴：Ant 表示前壁，Post 表示后壁，Less 表示小弯，Gre 表示大弯，Circ 表示环周
HDSD00.04.20	—	超声胃镜下病变解剖学部位	标识超声胃镜检查中的病变部位（解剖学描述）	S	贲门；胃底；胃体；胃窦；幽门；大弯；小弯；累及多部位；未知

内部标识符	数据元标识符	数据元名称	定义	数据元值的数据类型	数据元允许值
HDSD00.04.21	—	超声胃镜下肿瘤浸润深度	标识超声胃镜检查中病变的浸润深度	S	无肿瘤；黏膜层（M）；黏膜下层（SM）；固有肌层（MP）；浆膜下层（SS）；浆膜层（SE）；侵透浆膜，累及周围脏器（SI）；浸润深度不明确
HDSD00.04.22	—	超声胃镜下肿瘤 cT 分期	标识超声胃镜检查中病变的 cT 分期（第 8 版 AJCC–TNM 分期）	S	cT_0；cT_{1a}；cT_{1b}；cT_2；cT_3；cT_{4a}；cT_{4b}；cT_x
HDSD00.04.23	—	超声胃镜下淋巴结肿大数量	标识超声胃镜检查中病变肿大的淋巴结数量	N	—
HDSD00.04.24	—	超声胃镜下肿瘤 cN 分期	标识超声胃镜检查中淋巴结转移程度的 cN 分期（第 8 版 AJCC–TNM 分期）	S	cN_0；cN_1；cN_2；cN_3；cN_x

五、腹部 CT 检查信息子集

腹部 CT 检查信息子集的数据元专用属性描述见表 2–6。

表 2-6　腹部 CT 检查信息子集的数据元专用属性

内部标识符	数据元标识符	数据元名称	定义	数据元值的数据类型	数据元允许值
HDSD00.05.01	DE09.00.060.01	术前腹部 CT 检查时间	卫生事件发生时的公元纪年日期和时间的完整描述	D	—
HDSD00.05.02	—	病变数量（CT）	记录 CT 检查中胃内病灶数量	N	—
HDSD00.05.03	—	病变大小 – 长径（CT）	记录 CT 检查中胃内病灶的长径，计量单位为 cm	N	—
HDSD00.05.04	—	病变大小 – 短径（CT）	记录 CT 检查中胃内病灶的短径，计量单位为 cm	N	—
HDSD00.05.05	—	病变大小 – 厚度（CT）	记录 CT 检查中胃内病灶的厚度，计量单位为 cm	N	—

内部标识符	数据元标识符	数据元名称	定义	数据元值的数据类型	数据元允许值
HDSD00.05.06	HDSB00.02.328	病变空间部位（CT）	标识术前腹部 CT 检查中的病变部位（空间方位描述）	S	组合标识：①纵轴：U 表示上部，M 表示中部，L 表示下部，E 表示食管，D 表示十二指肠；②横轴：Ant 表示前壁，Post 表示后壁，Less 表示小弯，Gre 表示大弯，Circ 表示环周
HDSD00.05.07	—	病变解剖学部位（诊断）	标识术前腹部 CT 检查中的病变部位（解剖学描述）	S	贲门；胃底；胃体；胃窦；幽门；大弯；小弯；累及多部位；未知
HDSD00.05.08	HDSB00.02.328	病变分类（CT）	标识术前腹部 CT 检查中病变的大体分型（限进展期 Borrmann 分型）	S	Ⅰ型（息肉型）；Ⅱ型（溃疡局限型）；Ⅲ型（溃疡浸润型）；Ⅳ型（弥漫浸润型）

内部标识符	数据元标识符	数据元名称	定义	数据元值的数据类型	数据元允许值
HDSD00.05.09	—	CT 检查下肿瘤浸润深度	标识术前腹部 CT 检查中肿瘤的浸润深度	S	无肿瘤；黏膜层（M）；黏膜下层（SM）；固有肌层（MP）；浆膜下层（SS）；浆膜层（SE）；侵透浆膜，累及周围脏器（SI）；浸润深度不明确
HDSD00.05.10	—	CT 检查下肿瘤 cT 分期	标识术前腹部 CT 检查中肿瘤的 cT 分期（第 8 版 AJCC-TNM 分期）	S	cT_0 ; cT_{1a} ; cT_{1b} ; cT_2 ; cT_3 ; cT_{4a} ; cT_{4b} ; cT_x
HDSD00.05.11	—	CT 检查下肿大 / 病变淋巴结的数量	标识术前腹部 CT 检查中肿瘤周围肿大 / 病变的淋巴结数量	N	—
HDSD00.05.12	—	CT 检查下肿大 / 病变淋巴结的位置	描述术前腹部 CT 检查中肿瘤周围肿大 / 病变的淋巴结解剖学位置	S	—
HDSD00.05.13	—	CT 检查下肿大 / 病变淋巴结的大小 – 长径	描述术前腹部 CT 检查中肿瘤中位肿大 / 病变的淋巴结的长径，计量单位为 cm	N	—

内部标识符	数据元标识符	数据元名称	定义	数据元值的数据类型	数据元允许值
HDSD00.05.14	—	CT 检查下肿大 / 病变淋巴结的大小 – 短径	描述术前腹部 CT 检查中肿瘤中位肿大 / 病变的淋巴结的短径，计量单位为 cm	N	—
HDSD00.05.15	—	CT 检查下肿瘤 cN 分期	标识术前腹部 CT 检查中肿瘤的 cN 分期（第 8 版 AJCC-TNM 分期）	S	cN_0 ; cN_1 ; cN_2 ; cN_3 ; cN_x
HDSD00.05.16	—	CT 检查下肿瘤远隔转移情况（cM 分期）	标识术前胸腹部 CT 检查中肿瘤的 cM 分期（第 8 版 AJCC-TNM 分期）	S	cM_0 ; cM_1 ; cM_x
HDSD00.05.17	—	CT 检查下肿瘤远隔转移部位	标识术前胸腹部 CT 检查中肿瘤远处转移具体部位	S	肝；卵巢；骨；肺；腹主动脉周边；左侧锁骨上淋巴结；腹膜；脾；肾上腺；其他

六、手术记录信息子集

手术记录信息子集的数据元专用属性描述见表 2-7。

表 2-7 手术记录信息子集的数据元专用属性

内部标识符	数据元标识符	数据元名称	定义	数据元值的数据类型	数据元允许值
HDSD00.06.01	DE06.00.095.00	手术开始时间	对患者实施手术操作时的公元纪年日期和时间的完整描述	D	—
HDSD00.06.02	DE06.00.218.00	手术结束时间	对患者结束手术操作时的公元纪年日期和时间的完整描述	D	—
HDSD00.06.03	—	机器人手术装机开始时间	对机器人手术开始装机时的公元纪年日期和时间的完整描述	D	—
HDSD00.06.04	—	机器人手术装机结束时间	对机器人手术结束装机时的公元纪年日期和时间的完整描述	D	—
HDSD00.06.05	DE06.00.094.00	手术名称	按照 ICD-9-CM-3 的名称标识的手术名称	S	—

内部标识符	数据元标识符	数据元名称	定义	数据元值的数据类型	数据元允许值
HDSD00.06.06	—	手术目的	标识胃癌手术的目的	S	根治手术；姑息手术；腹腔镜探查
HDSD00.06.07	—	腹腔镜探查标志	标识是否进行腹腔镜探查	L	—
HDSD00.06.08	—	腹腔探查下原发灶病变	描述腹腔探查下原发灶病变情况	S	未探及；局限，未侵犯浆膜层；侵犯浆膜层，未累及其他器官；累及其他器官
HDSD00.06.09	—	腹腔探查下转移灶标志	标识是否探及转移病灶	L	—
HDSD00.06.10	—	腹腔探查下转移灶	描述腹腔探查下转移灶情况	S	肝；结肠；脾；横膈（膈肌）；壁腹膜；大网膜；其他
HDSD00.06.11	—	腹腔镜探查下腹膜癌指数（PCI）	胃癌腹膜转移肿瘤负荷的评分体系	S	详见附表11

内部标识符	数据元标识符	数据元名称	定义	数据元值的数据类型	数据元允许值
HDSD00.06.12	DE06.00.302.00	手术方式	标识胃癌手术的方式	S	完全腹腔镜手术；腹腔镜辅助手术；开腹手术；机器人手术；腹腔镜中转开腹手术；双镜联合手术；内镜下黏膜切除术（EMR）；内镜下黏膜剥离术（ESD）
HDSD00.06.13	—	手术入径	标识胃癌手术的进入人体的途径	S	经腹；经左胸；经胸腹联合切口
HDSD00.06.14	—	手术范围	标识胃癌手术的切除范围	S	全胃切除术；胃局部切除术；远侧胃切除术；近侧胃切除术；保留幽门胃切除术；胃节段切除术；胃癌切除术（具体切除情况不详）；残胃切除术；胃内镜下切除术；其他

内部标识符	数据元标识符	数据元名称	定义	数据元值的数据类型	数据元允许值
HDSD00.06.15	—	淋巴结清扫范围	标识胃癌手术中淋巴结清扫的范围	S	D_0；D_1；D_{1+}；D_2；D_{2+}；D_3；D_4
HDSD00.06.16	—	手术重建方式	标识胃癌手术的重建方式	S	远端胃切除手术重建方式：Billroth Ⅰ式；Billroth Ⅱ式；Billroth Ⅱ式 + Braun 吻合；胃空肠 Roux-en-Y 吻合；Uncut Roux-en-Y 吻合 全胃切除手术重建方式：食管空肠 Roux-en-Y 吻合；功能性空肠代胃吻合

内部标识符	数据元标识符	数据元名称	定义	数据元值的数据类型	数据元允许值
HDSD00.06.16	—	手术重建方式	标识胃癌手术的重建方式	S	近端胃切除手术重建方式：食管胃吻合；食管–管状胃吻合；双通道吻合；Giraffe重建术；食管胃吻合双肌瓣成型 其他
HDSD00.06.17	—	器械吻合方式	标识胃癌手术的器械吻合方式	S	线型 圆型：OrVilTM法；荷包缝合器法；手工吻合法；反穿刺置入法
HDSD00.06.18	—	脏器联合切除标志	标识胃癌手术是否联合切除其他脏器	L	—
HDSD00.06.19	—	联合切除部位	标识胃癌手术联合切除的其他脏器名称	S	胰腺；结肠；脾；横膈（膈肌）；小肠；肝；肾；卵巢；子宫；肾上腺；其他

内部标识符	数据元标识符	数据元名称	定义	数据元值的数据类型	数据元允许值
HDSD00.06.20	DE06.00.097.00	术中失血量	描述术中失血量，计量单位为 ml	N	—
HDSD00.06.21	DE06.00.106.00	术中输血标志	标识是否进行术中输血	L	—
HDSD00.06.22	DE08.50.040.00	术中输血类型	描述输血的具体血制品	S	—
HDSD00.06.23	DE06.00.267.00	术中输血量	描述术中输血量，计量单位为 ml	N	—
HDSD00.06.24	—	腹腔热灌注化疗标志	标识胃癌手术后是否有腹腔热疗	L	—

七、麻醉记录信息子集

麻醉记录信息子集的数据元专用属性描述见表 2-8。

表 2-8　麻醉记录信息子集的数据元专用属性

内部标识符	数据元标识符	数据元名称	定义	数据元值的数据类型	数据元允许值
HDSD00.07.01	DE06.00.095.00	麻醉开始时间	麻醉开始时的公元纪年日期和时间的完整描述	D	—
HDSD00.07.02	—	麻醉结束时间	麻醉结束时的公元纪年日期和时间的完整描述	D	—
HDSD00.07.03	DE06.00.073.00	麻醉方式	为患者进行手术、操作时使用的麻醉方法在特定编码体系中的代码	S	WS 364.12—2023 CV06.00.103 麻醉方法代码表
HDSD00.07.04	DE08.50.022.00	麻醉用药药品	麻醉期间使用药物通用名称	S	—
HDSD00.07.05	DE08.50.023.00	麻醉用药药品剂量	单次使用药物的剂量	N	—
HDSD00.07.06	DE06.00.218.00	麻醉用药给药方式	药物使用途径在特定编码体系中的代码	S	WS 364.12—2023 CV06.00.102 用药途径代码表

内部标识符	数据元标识符	数据元名称	定义	数据元值的数据类型	数据元允许值
HDSD00.07.07	—	麻醉用药时间	麻醉期间使用麻醉药物的公元纪年日期和时间的完整描述	D	—
HDSD00.07.08	—	术中总入量	患者手术中总输入液体的量，包括输液量、输血量等，计量单位为 ml	N	—
HDSD00.07.09	—	术中总出量	患者手术中总出量的总计，包括血量等，计量单位为 ml	N	—
HDSD00.07.10	DE04.01.042.00	尿量	尿量的总计，计量单位为 ml	N	—
HDSD00.07.11	—	入复苏室时间	患者送入复苏室的公元纪年日期和时间的完整描述	D	—
HDSD00.07.12	—	出复苏室时间	患者送出复苏室的公元纪年日期和时间的完整描述	D	—
HDSD00.07.13	—	镇痛泵使用标志	标识患者是否使用镇痛泵	L	—
HDSD00.07.14	DE08.50.022.00	镇痛泵用药	镇痛泵药物通用名称	S	—
HDSD00.07.15	—	镇痛泵使用开始时间	患者开始使用镇痛泵的公元纪年日期和时间的完整描述	D	—
HDSD00.07.16	—	镇痛泵使用结束时间	患者结束使用镇痛泵的公元纪年日期和时间的完整描述	D	—
HDSD00.07.17	—	自主控制镇痛泵时间	患者自主控制镇痛泵的公元纪年日期和时间的完整描述	D	—

八、病理记录信息子集

病理记录信息子集的数据元专用属性描述见表 2-9。

表 2-9　病理记录信息子集的数据元专用属性

内部标识符	数据元标识符	数据元名称	定义	数据元值的数据类型	数据元允许值
HDSD00.08.01	DE04.50.140.00	病理检查日期	病理检查的公元纪年日期的完整描述	D	—
HDSD00.08.02	DE05.01.025.00	病理诊断名称	病理检查结果的诊断名称代码	S	ICD-O-3
HDSD00.08.03	DE01.00.003.00	组织标本类型	病理检查的组织标本类型代码	S	根治术胃标本；ESD/EMR 标本；局部切除标本；穿刺标本；腹腔脱落细胞标本；腹水标本；其他
HDSD00.08.04	—	术前辅助治疗标志	标识是否进行术前治疗	L	—
HDSD00.08.05	—	病变数量（术后病理）	患者病理检查结果中反映的病变数量	N	—

内部标识符	数据元标识符	数据元名称	定义	数据元值的数据类型	数据元允许值
HDSD00.08.06	DE51.05.004.00	病变空间部位（术后病理）	胃癌所在胃的位置（空间方位描述）	S	组合标识：①纵轴：U 表示上部，M 表示中部，L 表示下部，E 表示食管，D 表示十二指肠；②横轴：Ant 表示前壁，Post 表示后壁，Less 表示小弯，Gre 表示大弯，Circ 表示环周
HDSD00.08.07	—	病变解剖学部位（术后病理）	胃癌所在胃的位置（解剖学描述）	S	贲门；胃底；胃体；胃窦；幽门；大弯；小弯；累及多部位；未知
HDSD00.08.08	DE05.10.184.00	肿瘤长径	肿瘤的最大直径值，计量单位为 cm	N	—
HDSD00.08.09	DE05.10.184.01	肿瘤次长径	肿瘤的次长径值，计量单位为 cm	N	—
HDSD00.08.10	DE05.10.184.02	肿瘤短径	肿瘤的最小直径值，计量单位为 cm	N	—

内部标识符	数据元标识符	数据元名称	定义	数据元值的数据类型	数据元允许值
HDSD00.08.11	—	脉管癌栓	标识病理标本是否存在脉管癌栓	L	—
HDSD00.08.12	—	神经侵犯	标识病理标本是否存在侵犯神经	L	—
HDSD00.08.13	—	大体形态	病理检查所在胃癌的形态描述	S	隆起型；平坦型；凹陷型；蕈伞型；溃疡型；浸润型；弥漫型；表面扩散型；多发癌；结节型
HDSD00.08.14	—	进展期大体分型	标识病理检查中进展期胃癌的大体分型（Borrmann 分型）	S	Ⅰ型（息肉型）；Ⅱ型（溃疡局限型）；Ⅲ型（溃疡浸润型）；Ⅳ型（弥漫浸润型）
HDSD00.08.15	DE51.04.010.00	分化程度	病理检查所在胃癌的分化程度	S	低分化；中–低分化；中分化；中–高分化；高分化；未分化
HDSD00.08.16	DE04.50.153.00	组织学分类	病理检查所在胃癌的组织学类别	S	参考第 15 版日本《胃癌处理规约》

内部标识符	数据元标识符	数据元名称	定义	数据元值的数据类型	数据元允许值
HDSD00.08.17	—	Lauren 分型	病理检查所在胃癌的 Lauren 分型	S	肠型；弥漫型；混合型
HDSD00.08.18	—	切缘状态标志	标记病理标本是否记录切缘状态	L	—
HDSD00.08.19	—	水平断端切缘（内镜标本）	记录内镜切除标本水平断端切缘是否有癌细胞浸润	S	HM_0；HM_1；HM_x
HDSD00.08.20	—	垂直断端切缘（内镜标本）	记录内镜切除标本垂直断端切缘是否有癌细胞浸润	S	VM_0；VM_1；VM_x
HDSD00.08.21	—	近端切缘（手术标本）	记录手术切除标本近端切缘是否有癌细胞浸润	S	PM_0；PM_1；PM_x
HDSD00.08.22	—	远端切缘（手术标本）	记录手术切除标本远端切缘是否有癌细胞浸润	S	DM_0；DM_1；DM_x
HDSD00.08.23	—	标本有无经过治疗	病理标本有没有经过药物或放疗等治疗	L	—
HDSD00.08.24	—	肿瘤退缩分级（TRG 分级）	病理检查所在胃癌的 TRG 分级（Ryan 的 0~3 级分类法）	S	（完全退缩）无肿瘤退缩；仅见少量或单个癌细胞残留；肿瘤退缩，但有部分残留；肿瘤无退缩

内部标识符	数据元标识符	数据元名称	定义	数据元值的数据类型	数据元允许值
HDSD00.08.25	—	肿瘤胃壁浸润深度	病理检查胃癌的胃壁浸润深度	S	无肿瘤；黏膜层（M）；黏膜下层（SM）；固有肌层（MP）；浆膜下层（SS）；浆膜层（SE）；侵透浆膜，累及周围脏器（SI）；浸润深度不明确
HDSD00.08.26	—	肿瘤 pT 分期	病理检查胃癌浸润深度的 pT 分期（第 8 版 AJCC–TNM 分期）	S	pT_0；pT_{1a}；pT_{1b}；pT_2；pT_3；pT_{4a}；pT_{4b}；pT_x
HDSD00.08.27	DE51.04.020.00	区域淋巴结检查标志	标识是否进行过区域淋巴结清扫和检查	L	—
HDSD00.08.28	—	淋巴结捡取数	总的淋巴结检出数量	S	—
HDSD00.08.29	—	淋巴结阳性数	总的淋巴结检出中的阳性淋巴结个数	S	—
HDSD00.08.30	—	区域淋巴结部位	标识捡取的区域淋巴结所在的分站部位	S	1 组：贲门右 2 组：贲门左 3 组：胃小弯

内部标识符	数据元标识符	数据元名称	定义	数据元值的数据类型	数据元允许值
HDSD00.08.30	—	区域淋巴结部位	标识捡取的区域淋巴结所在的分站部位	S	4组：胃大弯（可细分为 4sa、4sb、4d） 5组：幽门上 6组：幽门下（可细分为 6a、6v、6i） 7组：胃左动脉旁 8组：肝固有动脉旁（可细分为 8a、8p） 9组：腹腔干动脉旁 10组：脾门 11组：脾动脉干（可细分为 11p、11d） 12组：肝十二指肠韧带（可细分为 12a、12v、12d） 13组：胰头后淋巴结 14组：肠系膜上动脉旁

内部标识符	数据元标识符	数据元名称	定义	数据元值的数据类型	数据元允许值
HDSD00.08.30	—	区域淋巴结部位	标识捡取的区域淋巴结所在的分站部位	S	15 组：结肠中动脉 19 组：膈下淋巴结 20 组：食管裂孔淋巴结 110 组：胸部下食管旁淋巴结 111 组：膈上淋巴结
HDSD00.08.31	DE04.10.114.00	各组别区域阳性淋巴结捡取数	标识各个组别区域淋巴结的捡取数量	S	—
HDSD00.08.32	—	肿瘤 pN 分期	病理检查胃癌淋巴结转移程度的 pN 分期（第 8 版 AJCC-TNM 分期）	S	—
HDSD00.08.33	DE51.04.020.00	各组别区域淋巴结阳性数	标识各个组别区域淋巴结阳性的数量	S	—
HDSD00.08.34	—	非区域淋巴结部位	标识非区域淋巴结所在的分站部位	S	16 组：腹主动脉旁（可细分为 16a1、16a2、16b1、16b2） 17 组：胰头后淋巴结 18 组：胰体下淋巴结 112 组：后纵隔淋巴结

内部标识符	数据元标识符	数据元名称	定义	数据元值的数据类型	数据元允许值
HDSD00.08.35	DE04.10.114.00	非区域阳性淋巴结捡取数量	标识非区域淋巴结各站的捡取数量	S	—
HDSD00.08.36	—	非区域淋巴结各站的阳性数量	标识非区域淋巴结各站的阳性数量	S	—
HDSD00.08.37	—	远隔脏器转移灶检测标志	标识是否进行远隔脏器转移灶／结节的病理检查	L	—
HDSD00.08.38	—	远隔脏器转移灶病理检查结果	描述远隔脏器转移灶／结节的病理检查结果	S	阴性；阳性；不明确
HDSD00.08.39	—	肝转移情况	描述肝转移情况	S	H_0；H_1；H_X
HDSD00.08.40	—	腹膜转移情况	描述腹膜转移情况	S	P_0；P_1；P_X
HDSD00.08.41	—	腹腔脱落细胞学检测标志	标识是否进行腹腔脱落细胞学检测	L	—
HDSD00.08.42	—	腹腔脱落细胞学检测结果	描述腹腔脱落细胞学检测结果	S	CY_0；CY_1；CY_X
HDSD00.08.43	—	肿瘤 pM 分期	病理检查胃癌远隔转移情况的 pM 分期（第 8 版 AJCC–TNM 分期）	S	pM_0；pM_1

内部标识符	数据元标识符	数据元名称	定义	数据元值的数据类型	数据元允许值
HDSD00.08.44	—	肿瘤 pTNM 分期	病理检查反映胃癌病情程度的 pTNM 分期（第 8 版 AJCC-TNM 分期）	S	—
HDSD00.08.45	DE26.01.001.221	免疫组织化学检测项目名称	患者免疫组织化学检测项目所属的类别详细描述	S	—
HDSD00.08.46	DE04.30.009.00	免疫组织化学检测结果	免疫组织化学检测项目结果报告的客观说明	S	—
HDSD00.08.47	DE04.30.020.00	基因检测项目名称	基因检测检验项目所属的类别详细描述	S	—
HDSD00.08.48	DE04.30.009.00	基因检测结果	基因检测检验项目结果报告的客观说明	S	—

九、术后恢复记录信息子集

术后恢复记录信息子集的数据元专用属性描述见表 2-10。

表 2-10　术后恢复记录信息子集的数据元专用属性

内部标识符	数据元标识符	数据元名称	定义	数据元值的数据类型	数据元允许值
HDSD00.09.01	DE06.00.321.00	手术腹壁切口长度	记录术后腹壁切口的长度，计量单位为 cm	N	—
HDSD00.09.02	DE06.00.321.00	手术腹壁切口个数	记录术后腹壁切口的个数	N	—
HDSD00.09.03	—	手术腹部切口缝合方式	记录术后腹壁切口的缝合方式	S	—
HDSD00.09.04	—	术中胃管留置标志	标识是否术后留置胃管	L	—
HDSD00.09.05	—	术中胃管放置时间	胃管放置的公元纪年日期和时间的完整描述	D	—
HDSD00.09.06	—	术后胃管每日引流量	记录胃管每日引出的液体量，计量单位为 ml	N	—

内部标识符	数据元标识符	数据元名称	定义	数据元值的 数据类型	数据元允许值
HDSD00.09.07	—	术后胃管 引出液颜色	描述胃管引出液的颜色	S	—
HDSD00.09.08	—	术后胃管 引出液性状	描述胃管引出液的性状	S	—
HDSD00.09.09	—	术后胃管 拔除时间	胃管拔除的公元纪年日期和 时间的完整描述	D	—
HDSD00.09.10	—	术中空肠营养 管留置标志	标识是否术后留置空肠营养管	L	—
HDSD00.09.11	—	术中空肠营养 管放置时间	空肠营养管放置的公元纪年 日期和时间的完整描述	D	—
HDSD00.09.12	—	术后空肠营养 管每日注入液 体类型	记录空肠营养管每日注入液 体的类型	S	—
HDSD00.09.13	—	术后空肠营养 管每日注入量	记录空肠营养管每日注入液 体量，计量单位为 ml	N	—
HDSD00.09.14	—	术后空肠营养 管拔除时间	空肠营养管拔除的公元纪年 日期和时间的完整描述	D	—
HDSD00.09.15	—	术中导尿管留 置标志	标识是否术中留置导尿管	L	—

内部标识符	数据元标识符	数据元名称	定义	数据元值的数据类型	数据元允许值
HDSD00.09.16	—	术中导尿管放置时间	导尿管放置的公元纪年日期和时间的完整描述	D	—
HDSD00.09.17	—	术后导尿管拔除时间	导尿管拔除的公元纪年日期和时间的完整描述	D	—
HDSD00.09.18	—	术后心电监护标志	标识是否进行术后心电监护	L	—
HDSD00.09.19	—	术后心电监护开始时间	术后心电监护开始的公元纪年日期和时间的完整描述	D	—
HDSD00.09.20	—	术后心电监护结束时间	术后心电监护结束的公元纪年日期和时间的完整描述	D	—
HDSD00.09.21	—	术中引流管留置标志	标识是否术中留置腹腔引流管	L	—
HDSD00.09.22	—	引流管放置方位	描述引流管放置的具体方位	S	吻合口下；十二指肠残端；脾窝；胸腔；其他
HDSD00.09.23	—	术中引流管放置时间	引流管放置的公元纪年日期和时间的完整描述	D	—
HDSD00.09.24	—	术后引流管每日引流量	记录引流管每日引出的液体量，计量单位为 ml	N	—

内部标识符	数据元标识符	数据元名称	定义	数据元值的数据类型	数据元允许值
HDSD00.09.25	—	术后引流管引出液颜色	描述引流管引出液的颜色	S	—
HDSD00.09.26	—	术后引流管引出液性状	描述引流管引出液的性状	S	—
HDSD00.09.27	—	术后腹腔引流管拔除时间	引流管拔除的公元纪年日期和时间的完整描述	D	—
HDSD00.09.28	—	术中腹腔冲洗管留置标志	标识是否术中留置腹腔冲洗管	L	—
HDSD00.09.29	—	术中腹腔冲洗管放置时间	腹腔冲洗管放置的公元纪年日期和时间的完整描述	D	—
HDSD00.09.30	—	术后腹腔冲洗管每日入量	记录腹腔冲洗管每日冲洗入腹腔的液体量，计量单位为 ml	N	—
HDSD00.09.31	—	术后腹腔冲洗管每日出量	记录腹腔冲洗管每日冲洗出腹腔的液体量，计量单位为 ml	N	—
HDSD00.09.32	—	术后腹腔冲洗管拔除时间	腹腔冲洗管拔除的公元纪年日期和时间的完整描述	D	—
HDSD00.09.33	—	术后卧床持续时长	描述术后卧床的持续时间，计量单位为天	S	—
HDSD00.09.34	—	术后首次下地时间	术后首次下地的公元纪年日期的完整描述	D	—

内部标识符	数据元标识符	数据元名称	定义	数据元值的数据类型	数据元允许值
HDSD00.09.35	—	术后禁食标志	标识是否进行术后禁食	L	—
HDSD00.09.36	—	术后禁食开始时间	术后禁食开始的公元纪年日期的完整描述	D	—
HDSD00.09.37	—	术后禁食结束时间	术后禁食结束的公元纪年日期的完整描述	D	—
HDSD00.09.38	—	术后排气标志	标识是否有术后排气	L	—
HDSD00.09.39	—	术后首次排气时间	术后首次排气的公元纪年日期的完整描述	D	—
HDSD00.09.40	—	术后排便标志	标识是否有术后排便	L	—
HDSD00.09.41	—	术后首次排便时间	术后首次排便的公元纪年日期的完整描述	D	—
HDSD00.09.42	—	术后流质饮食开始时间	术后流质饮食开始的公元纪年日期的完整描述	D	—
HDSD00.09.43	—	术后半流质饮食开始时间	术后半流质饮食开始的公元纪年日期的完整描述	D	—
HDSD00.09.44	—	术后出院时间	术后出院的公元纪年日期的完整描述	D	—
HDSD00.09.45	—	术后住院持续时长	手术结束至出院的持续时间，计量单位为天	S	—

十、检验记录信息子集

检验记录信息子集的数据元专用属性描述见表 2–11。

表 2–11　检验记录信息子集的数据元专用属性

内部标识符	数据元标识符	数据元名称	定义	数据元值的数据类型	数据元允许值
HDSD00.10.01	DE04.30.018.00	检验名称	检验项目所属的类别详细描述	S	—
HDSD00.10.02	DE04.50.134.00	标本类别	对标本类别的描述	S	—
HDSD00.10.03	DE20.10.027.00	检验方法	检验项目实施的具体实验方法或试剂	S	—
HDSD00.10.04	—	检验设备	检验项目实施的具体检测设备仪器名称	S	—
HDSD00.10.05	DE04.50.140.00	检验日期	检验项目执行当日的公元纪年日期的完整描述	D	—
HDSD00.10.06	DE04.50.130.00	检验定性结果	检验项目结果报告的客观说明	S	—
HDSD00.10.07	DE04.30.015.00	检验定量结果	本人检验结果的测量值（定量）	N	—
HDSD00.10.08	DE04.30.016.00	检验定量结果计量单位	本人定量检验测量值的计量单位	S	—

十一、抗肿瘤用药记录信息子集

抗肿瘤用药记录信息子集的数据元专用属性描述见表 2–12。

表 2-12　抗肿瘤用药记录信息子集的数据元专用属性

内部标识符	数据元标识符	数据元名称	定义	数据元值的数据类型	数据元允许值
HDSD00.11.01	—	治疗类型	描述抗肿瘤药物辅助治疗的分类	S	化疗；免疫治疗；靶向治疗；其他
HDSD00.11.02	DE06.00.222.01	药物开始时间	接受某项治疗首日的公元纪年日期	D	—
HDSD00.11.03	DE02.10.071.20	药物结束时间	结束某项治疗首日的公元纪年日期	D	—
HDSD00.11.04	—	用药时机	描述用药辅助治疗与手术时间的前后关系	S	术前；术后；术中；未知
HDSD00.11.05	DE08.50.022.00	药物名称	肿瘤患者治疗药物名称在特定编码体系中的代码	S	—
HDSD00.11.06	DE02.10.071.15	药物单次剂量	单次服用药物的剂量	N	—

内部标识符	数据元标识符	数据元名称	定义	数据元值的数据类型	数据元允许值
HDSD00.11.07	DE02.10.071.16	药物单次剂量单位	标识药物剂量的计量单位	S	—
HDSD00.11.08	DE06.00.135.00	药物总剂量	标识药物的合计剂量	N	—
HDSD00.11.09	—	药物给药途径	标识药物使用途径在特定编码体系中的代码	S	WS 364.12—2023 CV06.00.102 用药途径代码表
HDSD00.11.10	—	药物治疗周期数	描述药物治疗的具体周期数	S	—
HDSD00.11.11	—	药物治疗效果评估	描述药物治疗的具体疗效评估结果	S	完全缓解（CR）；部分缓解（PR）；疾病稳定（SD）；疾病进展（PD）；未评估
HDSD00.11.12	DE06.00.129.00	药物不良反应标志	标识患者药物治疗后有无不良反应发生的类别	L	—
HDSD00.11.13	—	药物不良反应发生时间	患者药物治疗后发生不良反应首日的公元纪年日期	D	—

内部标识符	数据元标识符	数据元名称	定义	数据元值的数据类型	数据元允许值
HDSD00.11.14	DE06.00.130.00	药物不良反应名称	对患者药物不良反应的详细描述	S	造血系统骨髓抑制；胃肠道反应；肝毒性；泌尿系统毒性，如肾、膀胱毒性等；肺毒性；心脏毒性；神经系统毒性；皮肤反应；血管及其他特殊器官毒性；局部反应；全身反应，如发热、倦怠、变态反应、感染、免疫抑制、致畸性、致癌性等
HDSD00.11.15	—	药物不良反应分级	药物不良反应的分级系统	N	详见附表12

十二、手术相关并发症记录信息子集

手术相关并发症记录信息子集的数据元专用属性描述见表 2–13。

表 2-13　手术相关并发症记录信息子集的数据元专用属性

内部标识符	数据元标识符	数据元名称	定义	数据元值的数据类型	数据元允许值
HDSD00.12.01	DE06.00.096.00	术后并发症标志	标识患者实施手术操作后有无并发症发生	L	—
HDSD00.12.02	DE09.00.060.04	术后并发症发生时间	患者接受手术治疗后发生并发症首日的公元纪年日期	D	—
HDSD00.12.03	—	术后 30 天内并发症发生标志	标识患者实施手术操作后 30 天内有无并发症发生	L	—
HDSD00.12.04	DE05.10.062.00	术后并发症名称	对患者手术并发症的详细描述	S	吻合口出血；腹腔出血；切口感染；腹腔感染；切口裂开；淋巴漏；胰瘘；吻合口瘘；十二指肠残端瘘；腹腔脓肿；

内部标识符	数据元标识符	数据元名称	定义	数据元值的数据类型	数据元允许值
HDSD00.12.04	DE05.10.062.00	术后并发症名称	对患者手术并发症的详细描述	S	胃瘫；肠梗阻；腹内疝；肠扭转；气腹针穿刺误伤；Trocar 放置损伤腹腔脏器；皮下气肿；术中高碳酸血症；肺部感染；胸腔积液；腹壁穿刺孔疝；尿路感染；其他
HDSD00.12.05	—	并发症分级	Clavien–Dindo 并发症分级系统	S	详见附表 13
HDSD00.12.06	—	术后转归	对患者手术并发症的转归情况描述	S	痊愈；好转；转慢性；二次手术；死亡

十三、放疗记录信息子集

放疗记录信息子集的数据元专用属性描述见表 2–14。

表 2-14　放疗记录信息子集的数据元专用属性

内部标识符	数据元标识符	数据元名称	定义	数据元值的数据类型	数据元允许值
HDSD00.13.01	DE52.01.010.00	放疗标志	标识患者是否进行放射治疗	L	—
HDSD00.13.02	—	放疗目的	标识患者进行放射治疗的目的	S	根治性；辅助性；姑息性；预防性；核素
HDSD00.13.03	DE52.01.011.00	放疗部位	标识患者进行放射治疗的部位	S	原发灶；区域淋巴结；远处淋巴结；肝；肺；骨；脑；其他
HDSD00.13.04	DE03.00.059.00	放疗剂量	标识患者进行放射治疗的总剂量	N	—
HDSD00.13.05	DE09.00.060.04	放疗开始时间	患者开始接受放射治疗首日的公元纪年日期	D	—

内部标识符	数据元标识符	数据元名称	定义	数据元值的数据类型	数据元允许值
HDSD00.13.06	DE09.00.060.04	放疗结束时间	患者结束接受放射治疗首日的公元纪年日期	D	—
HDSD00.13.07	—	放疗时机	描述放疗与手术时间的前后关系	S	术前；术后；术中；未知
HDSD00.13.08	—	放疗照射技术	标识患者进行放射治疗的照射技术名称	S	表浅放射治疗；三维适形放射治疗（3D-CRT）；调强适形放射治疗（IMRT）；体部立体定向放射治疗（SBRT）；容积弧形调强放射治疗（VMAT）；影像引导调强适形放射治疗（IGRT）；螺旋断层放射治疗（TOMO）；X刀放射治疗；其他［重离子（碳离子）远距离放射治疗等］

内部标识符	数据元标识符	数据元名称	定义	数据元值的数据类型	数据元允许值
HDSD00.13.09	—	放疗次数	描述患者进行放射治疗的次数	N	—
HDSD00.13.10	—	放疗完成情况	标识患者进行放射治疗的完成情况	S	完成，无中断； 完成，有中断 （≥5天）； 未完成
HDSD00.13.11	—	放疗效果评估	描述放射治疗后的具体疗效评估结果	S	完全缓解（CR）； 部分缓解（PR）； 疾病稳定（SD）； 疾病进展（PD）； 未评估
HDSD00.13.12	—	放疗毒性反应描述	描述患者进行放射治疗的毒性反应	S	—

十四、随访信息子集

随访信息子集的数据元专用属性描述见表 2-15。

表 2-15　随访信息子集的数据元专用属性

内部标识符	数据元标识符	数据元名称	定义	数据元值的数据类型	数据元允许值
HDSD00.14.01	DE05.10.189.00	随访记录标志	标识是否进行随访	L	—
HDSD00.14.02	DE06.00.109.00	随访进行时间	记录各次随访进行的时间	D	—
HDSD00.14.03	—	随访检查检验项目	记录每次随访复查的检验检查项目	S	—
HDSD00.14.04	—	异常随访检查检验项目	记录每次随访复查后异常的检验检查项目	S	—
HDSD00.14.05	—	复发或转移标志	标识患者术后是否发生复发或转移	L	—
HDSD00.14.06	—	复发或转移日期	患者发生复发或转移首日的公元纪年日期	D	—

内部标识符	数据元标识符	数据元名称	定义	数据元值的数据类型	数据元允许值
HDSD00.14.07	—	复发或转移部位	肿瘤患者复发或转移部位的具体描述	S	转移：肝；肺；骨；脑；肾上腺；腹膜腔；腹膜后淋巴结；锁骨上淋巴结；其他复发：残胃；区域淋巴结；其他部位
HDSD00.14.08	—	生存情况标识	记录每次随访时患者生存情况	S	存活；死亡；失访
HDSD00.14.09	DE02.01.035.00	死亡事件发生日期	患者死亡时的公元纪年日期的完整描述	D	—
HDSD00.14.10	DE05.10.099.00	死亡事件发生原因	导致患者死亡的主要疾病或事件的名称	S	—
HDSD00.14.11	—	死亡事件是否与胃癌有关	记录导致患者死亡的原因是否与胃癌有关	L	—

第三节　附表

附表 1　ECOG 评分标准（ZPS 法）

分值 / 分	说明
0	活动能力完全正常，与起病前活动能力无任何差异
1	能自由走动及从事体力活动，包括一般家务或办公室工作，但不能从事较重的体力劳动
2	能自由走动及生活自理，但已丧失工作能力，日间不少于一半时间可以起床活动
3	生活仅能部分自理，日间一半以上时间卧床或坐轮椅
4	卧床不起，生活不能自理
5	无生命体征

附表2　KPS 评分标准

分值 / 分	说明
100	一切正常，无不适病症
90	能进行正常行为活动，有轻微症状
80	勉强正常生活，有一些症状
70	生活自理，但不能积极工作
60	生活偶需帮助
50	需要医疗护理
40	失去生活能力
30	严重失去生活能力
20	病重需住院
10	危重
0	死亡

附表 3 SWOG 评分标准

分值 / 分	说明
0	活动完全正常
1	可从事轻体力活动
2	日间不少于一半时间可以起床活动
3	仅能部分生活自理
4	完全丧失活动能力
5	死亡

附表 4 NRS-2002 营养风险筛查

评分项目	0 分	1 分	2 分	3 分
营养状态评分	正常营养状态	3 个月内体重丢失大于 5%；或前一周的食物摄入低于正常食物需求的 50%~75%	2 个月内体重丢失大于 5%；或 BMI 在 18.5~20.5kg/m² 且基本营养状况差；或前一周的食物摄入量为正常需求的 25%~60%	1 个月内体重丢失大于 5% 或 3 个月内体重丢失大于 15%；或 BMI 小于 18.5kg/m² 且基本营养状况差；或前一周内食物摄入量为正常需求的 0~25%
疾病严重程度评分	无	髋骨折、慢性病有急性并发症；肝硬化、慢性阻塞性肺疾病、长期血液透析、糖尿病、恶性肿瘤	腹部大手术、卒中、重症肺炎、血液系统恶性肿瘤	头部损伤、骨髓移植、重症监护的患者（APACHE Ⅱ 评分 > 10 分）
年龄评分	18~69 岁	≥ 70 岁		

附表 5　内科血栓风险评估量表（Padua 评估量表）

危险因素	分数（Padua 预测评分）/ 分
活动性癌症 [a]	3
既往 VTE 病史（不包含浅表性静脉血栓）	3
活动减少 [b]	3
已知的易栓症 [c]	3
近期（1 个月）发生的创伤和 / 或手术	2
年龄 ≥ 70 岁	1
心力衰竭和 / 或呼吸衰竭	1
急性心肌梗死或缺血性卒中	1
急性感染和 / 或风湿性疾病	1
肥胖（BMI ≥ 30kg/m^2）	1
目前正在接受激素治疗	1

注：[a] 患有局部扩散或远处转移和 / 或在近 6 个月内接受过放化疗；[b] 卧床至少 3 天（由于患者活动受限或遵医嘱）；[c] 遗传性抗凝血酶缺乏症、遗传性蛋白 C（PC）、蛋白 S（PS）缺乏症、凝血因子 V Leiden 突变、凝血酶原 G20210A 突变、抗磷脂综合征。

危险因素总分：		
VTE 风险度	Padua 评分	不采取预防措施 VTE 发生率
低度风险	< 4 分	0.30%
高度风险	≥ 4 分	11%

温馨提示：利伐沙班预防剂量为 10mg、1 次 /d；治疗剂量为前三周 15mg、2 次 /d；3 周后 20mg、1 次 /d（与食物同服）至少持续 3 个月，具体注意事项等详见利伐沙班使用说明书。

附表 6　外科血栓风险评估量表（Caprini 模型）

A1 每个危险因素 1 分	肺功能异常（慢性阻塞性肺疾病）
年龄 40~59 岁	急性心肌梗死（1 个月内）
计划小手术	充血性心力衰竭（1 个月内）
近期大手术	败血症（1 个月内）
肥胖（BMI > 30kg/m^2）	输血（1 个月内）
卧床的内科患者	下肢石膏或支具固定
炎症性肠病史	中心静脉置管
下肢水肿	其他危险因素
静脉曲张	A2 仅针对女性（每项 1 分）
严重的肺部疾病，含肺炎（1 个月内）	口服避孕药或激素替代治疗

妊娠期或产后（1个月）	血栓家族史
原因不明的死胎史	现患恶性肿瘤或化疗
复发性自然流产（≥3次）	肝素引起的血小板减少
由于毒血症或发育受限原因早产	未列出的先天或后天血栓形成
B 每个危险因素 2 分	抗心磷脂抗体阳性
年龄 60~70 岁	凝血酶原 20210A 阳性
大手术（>60min）*	凝血因子 V Leiden 阳性
腹腔镜手术（>60min）*	狼疮抗凝物阳性
关节镜手术（>60min）*	血清同型半胱氨酸酶升高
既往恶性肿瘤	**D 每个危险因素 5 分**
肥胖（BMI > 40kg/m²）	脑卒中（1个月内）
C 每个危险因素 3 分	急性脊髓损伤（瘫痪）（1个月内）
年龄 ≥ 75 岁	选择性下肢关节置换
大手术持续 2~3h*	髋关节、骨盆或下肢骨折
肥胖（BMI > 50kg/m²）	多发性创伤（1个月内）
浅静脉、深静脉血栓或肺栓塞病史	大手术（超过 3h）*

危险因素总分：

注：①每个危险因素的权重取决于引起血栓事件的可能性。如癌症的评分是 3 分，卧床的评分是 1 分，前者比后者更易引起血栓。②* 只能选择 1 个手术因素。

预防方案（Caprini 评分）			
危险因素总分	风险等级	DVT 发生风险	预防措施
0~1 分	低危	< 10%	尽早活动，物理预防（　　）
2 分	中危	10%~20%	抗凝同意书，药物预防或物理预防（　　）
3~4 分	高危	20%~40%	抗凝同意书，药物预防或物理预防（　　）
≥ 5 分	极高危	40%~80%，死亡率 1%~5%	抗凝同意书，药物预防或物理预防（　　）

附表 7　肿瘤患者血栓风险评估量表（Khorana 评估量表）

危险因素	评分 / 分
极高危的原发癌症类型：胃癌、胰腺癌、脑肿瘤	2
高危的原发癌症类型：肺癌、淋巴瘤、妇科肿瘤、膀胱癌、睾丸癌、肾癌	1
血红蛋白水平 < 100g/L 或者正在采用一种红细胞生长因子治疗	1
治疗前白细胞计数 > 11×10^9/L	1
体重指数 ≥ 35kg/m²	1

注：0 分，低危组；1 分，中危组；2 分，高危组；≥ 3 分，极高危组。

附表 8　NYHA 心功能分级

分级	说明
Ⅰ级	心脏病患者日常活动量不受限制，一般活动不引起乏力、呼吸困难等心力衰竭症状
Ⅱ级	心脏病患者体力活动轻度受限，休息时无自觉症状，一般活动下可出现心力衰竭症状
Ⅲ级	心脏病患者体力活动明显受限，低于平时一般活动即引起心力衰竭症状
Ⅳ级	心脏病患者不能从事任何体力活动，休息状态下也存在心力衰竭症状，活动后加重

附表 9　美国麻醉医师协会（ASA）分级标准代码表

分级	说明
Ⅰ级	无基础疾病
Ⅱ级	存在基础疾病，但没有影响正常生活
Ⅲ级	存在基础疾病，影响正常生活
Ⅳ级	存在严重基础疾病，明显影响生活
Ⅴ级	无论手术与否，患者都可能在 24h 内死亡

附表 10　胃癌第 8 版 AJCC–TNM 分期

		N_0	N_1	N_2	N_3	—
cTNM	T_1	I	II A	II A	II A	—
	T_2	I	II A	II A	II A	—
	T_3	II B	III	III	III	—
	T_{4a}	II B	III	III	III	—
	T_{4b}	IV A	IV A	IV A	IV A	—
	M_1	IV B	IV B	IV B	IV B	—
		N_0	N_1	N_2	N_{3a}	N_{3b}
pTNM	T_1	I A	I B	II A	II B	III B
	T_2	I B	II A	II B	III A	III B
	T_3	II A	II B	III A	III B	III C
	T_{4a}	II B	III A	III A	III B	III C
	T_{4b}	III A	III B	III B	III C	III C
	M_1	IV	IV	IV	IV	IV
		N_0	N_1	N_2	N_3	—
ypTNM	T_1	I	I	II	II	—
	T_2	I	II	II	III	—

		N_0	N_1	N_2	N_3	—
ypTNM	T_3	II	II	III	III	—
	T_{4a}	II	III	III	III	—
	T_{4b}	III	III	III	III	—
	M_1	IV	IV	IV	IV	—

附表 11　腹膜癌指数（PCI）评分体系

区域	病变大小
0 中央区	
1 右上腹区	
2 上腹区	
3 左上腹区	
4 左侧腹区	
5 左下腹区	
6 盆腔区	
7 右下腹区	
8 右侧腹区	
9 回肠近侧区	
10 回肠远侧区	
11 空肠近侧区	
12 空肠远侧区	
PCI	

注：根据病变大小评分，LS 0 分提示未见肿瘤；LS 1 分提示肿瘤 ≤ 0.5cm；LS 2 分提示 0.5cm ＜肿瘤 ≤ 5.0cm；LS 3 分提示肿瘤 ＞ 5.0cm 或融合成团。

附表 12　药物不良反应分级系统

毒性	分数				
	0 分	1 分	2 分	3 分	4 分
WBC（白细胞）	$\geq 4.0 \times 10^9/L$	$(3.0\sim3.9) \times 10^9/L$	$(2.0\sim2.9) \times 10^9/L$	$(1.0\sim1.9) \times 10^9/L$	$< 1.0 \times 10^9/L$
PLT（血小板）	正常范围内	$75.0 \times 10^9/L$ 至正常	$(50.0\sim74.9) \times 10^9/L$	$(25.0\sim49.9) \times 10^9/L$	$< 25.0 \times 10^9/L$
HB（血红蛋白）	正常范围内	100g/L 至正常	80~99g/L	65~79g/L	$< 65g/L$
中性粒细胞（Neu）	$\geq 2.0 \times 10^9/L$	$(1.5\sim1.9) \times 10^9/L$	$(1.0\sim1.4) \times 10^9/L$	$(0.5\sim0.9) \times 10^9/L$	$< 0.5 \times 10^9/L$
出血（临床）	无	轻度、无须输血	明显，每次需输血小板 1~2U	明显，每次需输血小板 3~4U	大量，每次需输血小板 4U
感染	无	轻度	中度	严重	危及生命
恶心	无	能吃，食欲正常	食欲明显下降，但能进食	不能明显进食	—
呕吐	无	1 次 /d	2~5 次 /d	6~10 次 /d	> 10 次 /d，需胃肠支持治疗
腹泻	无	大便次数增加 2~3 次 /d	大便次数增加 4~6 次 /d 或夜间大便或中度腹痛	大便次数增加 7~9 次 /d 或大便失禁或严重腹痛	大便次数增加 > 10 次 /d 或明显血性腹泻或需胃肠外支持治疗

毒性	分数				
	0 分	1 分	2 分	3 分	4 分
口腔黏膜炎	无	无痛性溃疡，红斑或有轻度疼痛	疼痛性红斑水肿或溃疡，但能进食	疼痛性红斑水肿或溃疡，不能进食	需胃肠外或胃肠支持治疗
胆红素	正常	—	< 1.5 × N	（1.5~3.0）× N	> 3.0 × N
转氨酶（AST/ALT）	正常	≤ 2.5 × N	（2.6~5.0）× N	（5.1~20.0）× N	> 20.0 × N
AKP 或 5- 核苷酸酶	正常	≤ 2.5 × N	（2.6~5.0）× N	（5.1~20.0）× N	> 20.0 × N
肌酐	正常	< 1.5 × N	（1.5~3.0）× N	> （3.1~6.0）× N	> 6.0 × N
蛋白尿	无变化	+ 或 < 0.3g% 或 < 3g/L	++~+++ 或 0.3~1.0g% 或 3~10g/L	++++ 或 > 1.0g% 或 > 10g/L	肾病综合征
血尿	阴性	镜下血尿	肉眼血尿无血块	肉眼血尿 + 血块	需输血
脱发	无	轻度	显著或完全脱发	—	—
皮肤	无或无变化	散在斑疹、丘疹、红斑，但无症状	散在斑疹、丘疹红斑，伴瘙痒或其他相关症状	有症状的全身性斑疹、丘疹或疱疹	剥脱性皮炎或溃疡性皮炎

注：N 表示正常范围的最高值。AST，谷草转氨酶；ALT，谷丙转氨酶；AKP，碱性磷酸酶。

附表 13　Clavien-Dindo 并发症分级系统

分级	说明
I 级	①不需要药物治疗或手术、内镜和放射治疗的异常情况 ②解吐、解热、镇痛、利尿剂、电解质等药物治疗和物理治疗 ③在床边开放感染的伤口
II 级	①需要使用上述治疗 I 级并发症以外的其他药物治疗的并发症 ②输血、全肠外营养
III 级	需要外科、内镜或放射治疗的并发症
III a 级	不需要全身麻醉
III b 级	需要全身麻醉
IV 级	危及生命的并发症（包括中枢神经系统并发症，例如脑出血、缺血性脑卒中、蛛网膜下腔出血，但不包括短暂性脑缺血发作）需要 IC/ICU 管理
IV a 级	单器官功能障碍（包括透析）
IV b 级	多器官功能损伤
V 级	死亡